BEI GRIN MACHT SICH IHR WISSEN BEZAHLT

- Wir veröffentlichen Ihre Hausarbeit, Bachelor- und Masterarbeit

- Ihr eigenes eBook und Buch - weltweit in allen wichtigen Shops

- Verdienen Sie an jedem Verkauf

Jetzt bei www.GRIN.com hochladen und kostenlos publizieren

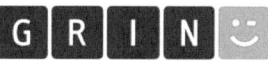

Bibliografische Information der Deutschen Nationalbibliothek:

Die Deutsche Bibliothek verzeichnet diese Publikation in der Deutschen Nationalbibliografie; detaillierte bibliografische Daten sind im Internet über http://dnb.d-nb.de/ abrufbar.

Dieses Werk sowie alle darin enthaltenen einzelnen Beiträge und Abbildungen sind urheberrechtlich geschützt. Jede Verwertung, die nicht ausdrücklich vom Urheberrechtsschutz zugelassen ist, bedarf der vorherigen Zustimmung des Verlages. Das gilt insbesondere für Vervielfältigungen, Bearbeitungen, Übersetzungen, Mikroverfilmungen, Auswertungen durch Datenbanken und für die Einspeicherung und Verarbeitung in elektronische Systeme. Alle Rechte, auch die des auszugsweisen Nachdrucks, der fotomechanischen Wiedergabe (einschließlich Mikrokopie) sowie der Auswertung durch Datenbanken oder ähnliche Einrichtungen, vorbehalten.

Impressum:

Copyright © 2015 GRIN Verlag, Open Publishing GmbH
Druck und Bindung: Books on Demand GmbH, Norderstedt Germany
ISBN: 978-3-668-19549-3

Dieses Buch bei GRIN:

http://www.grin.com/de/e-book/320287/gesundheitsfoerderung-und-praevention-im-setting-betrieb-interventionsbereiche

Sarah Blinker

Gesundheitsförderung und Prävention im Setting Betrieb. Interventionsbereiche im Kindergarten

GRIN Verlag

GRIN - Your knowledge has value

Der GRIN Verlag publiziert seit 1998 wissenschaftliche Arbeiten von Studenten, Hochschullehrern und anderen Akademikern als eBook und gedrucktes Buch. Die Verlagswebsite www.grin.com ist die ideale Plattform zur Veröffentlichung von Hausarbeiten, Abschlussarbeiten, wissenschaftlichen Aufsätzen, Dissertationen und Fachbüchern.

Besuchen Sie uns im Internet:

http://www.grin.com/

http://www.facebook.com/grincom

http://www.twitter.com/grin_com

Inhaltsverzeichnis

1 ANALYSE DER AUSGANGSSITUATION 2

    1.1   Rahmenbedingungen 2

    1.2   Personengruppen 2

        1.2.1   Personengruppe - Kinder 2

        1.2.2   Personengruppe – Erzieher/innen 3

    1.3   Analyse gesundheitsbezogener Daten 3

        1.3.1   Gesundheitsbezogene Daten für Erzieher 3

        1.3.2   Gesundheitsbezogene Daten für Kinder 4

    1.4   Ableitung von Interventionsbereichen 5

        1.4.1   Interventionsbereich Ernährung 5

        1.4.2   Interventionsbereich Bewegung 6

        1.4.3   Interventionsbereich Resilienzförderung 6

2 PROBLEMSTELLUNG, ZIELSETZUNG, ZIELGRUPPE 6

    2.1   Problemstellung 6

    2.2   Zielsetzung 7

    2.3   Zielgruppe 7

3 FRAGEBOGENENTWICKLUNG 8

4 DATENAUSWERTUNG UND ERGEBNISDARSTELLUNG 9

5 LITERATURVERZEICHNIS 11

6 ABBILDUNGS- UND TABELLENVERZEICHNIS 12

    6.1   Abbildungsverzeichnis 12

    6.2   Tabellenverzeichnis 12

1 Analyse der Ausgangssituation

1.1 Rahmenbedingungen

Der Kindergarten „XY" ist in Ostfriesland platziert, wo er derzeit 14 Kinder beherbergt. Eine Kindergartenleitung und eine weitere Erzieherin betreuen die 9 Mädchen und 5 Jungen jeweils von montags bis freitags in der Zeit von 7:30 Uhr bis 14:30 Uhr. Die Arbeitszeiten der Erzieherinnen sind montags bis freitags beginnend um 7:00 Uhr bis mittags um 15:00 Uhr.

Die der Dienstleistungsbranche angehörige Institution umfasst insgesamt 5 Räumlichkeiten auf etwa 120 Quadratmetern. Aufgeteilt sind die Räume in eine Küche und ein Büro, einen großen Aufenthaltsraum, sowie zwei Sanitärräume jeweils getrennt für Jungen und Mädchen mit einer zusätzlichen Toilette für die Erzieherinnen.

Direkt neben dem Kindergartengebäude grenzt eine Schule mit einer Turnhalle an, die zu festen Zeiten und nach Absprache mit der Schulleitung mit verwendet werden können.

1.2 Personengruppen

1.2.1 Personengruppe - Kinder

Tabelle 1: Personengruppe - Kinder

Anzahl	14 Kinder
Altersstruktur	3 bis 6 Jahre
Geschlechterverhältnis	9 Mädchen und 5 Jungen
Tätigkeiten/ Alltags-situation	Zwischen 7:30 Uhr und 8:30 Uhr treffen die Kinder im Kindergarten ein, um 9:00 Uhr gibt es ein gemeinsames Frühstück, welches die Kinder zusammen mit den Erzieherinnen vorbereiten. Nach dem Frühstück räumt eine zuvor bestimmte Gruppe wieder auf. Anschließend steht den Kindern freie Zeit zum Spielen zur Verfügung. Wöchentlich werden Bastelstunden durch die Erzieherinnen angeboten, sowie Sporteinheiten mit den Kindern unternommen. Einmal Wöchentliche gehen die Kindern zusammen mit den Erzieherinnen in die Angrenzende Turnhalle der Grundschule und machen dort in einem Zeitraum von 90 Minuten Bewegungsspiele.

1.2.2 Personengruppe – Erzieher/innen

Tabelle 2: Personengruppe Erzieher/innen

Anzahl	Zwei Erzieherinnen (eine Einrichtungsleitung, eine Mitarbeiterin)
Altersstruktur	39 Jahre und 46 Jahre
Geschlechterverhältnis	Zwei weibliche Angestellte
Tätigkeiten/ Alltagssituation	Beide Erzieherinnen beginnen um 7:00 Uhr mit Ihrem Dienst im Kindergarten. Sie bereiten eventuell benötigte Unterlagen und Materialien für den Tag vor und nehmen ab 7:30 Uhr die Kinder in Empfang. Die Erzieherin bereitet gemeinsam mit den Kindern das Frühstück vor, die Leitung übernimmt in dieser Zeit organisatorische Aufgaben, wie Büroarbeiten etc. Nach dem gemeinsamen Frühstück bertreuen zunächst beide Erzieherinnen die Kinder und bieten Beschäftigungsmöglichkeiten an. Die Kindergartenleitung geht Ihren Bürotätigkeiten nach, sobald die Kinder beschäftigt sind. An Sporttagen laufen beide Erzieherinnen mit den Kindern zur Turnhalle und machen dort Bewegungsspiele.

1.3 Analyse gesundheitsbezogener Daten

1.3.1 Gesundheitsbezogene Daten für Erzieher

Im Jahr 2013 gab es laut dem Gesundheitsbericht 2014 der Barmer GEK insgesamt 178 Arbeitsunfähigkeitsfälle in Niedersachen, für die Berufsgruppe der Kindergärtnerinnen und Kinderpflegerinnen. Insgesamt 2.196 Arbeitsunfähigkeitstage (AU Tage) wurden verzeichnet, was etwa 12,3 AU-Tage pro Krankheitsfall innerhalt 2013 ausmachen (Gesundheitsreport 2014 Niedersachen-Barmer GEK). Der Durchschnitt für Arbeitsunfähigkeitsfälle liegt bei 125, der Durchschnitt der AU Tage bei 1.774. Somit liegen Arbeitnehmer der Berufsgruppe der Erzieher deutlich über dem entsprechenden Durchschnittswert innerhalb Niedersachsens. Der Krankenstand für Männer lag hierbei mit 4,92% unter dem der Frauen mit 6,1%. Hier lagen die Männer unter dem Durchschnittswert von 4,37%, die Frauen über dem Durchschnittswert von 5,18%.

Die Techniker Krankenkasse (2014, S. 107) verzeichnete für dasselbe Jahr 14,7 AU Tage für Männer, sowie 18,9 AU Tage für Frauen in der Tätigkeitsgruppe „Erziehung, soziale und hauswirtschaftliche Berufe, Theologie" (Techniker Krankenkasse, Gesundheitsreport 2014).

Die 18,9 AU Tage setzten sich vor allem zusammen „aus psychischen Störungen (4,1 Tage) und Krankheiten des Atmungssystems (3,3 Tage)" (Grobe, 2015).

1.3.2 Gesundheitsbezogene Daten für Kinder

Die Anzahl der Übergewichtigen Kinder im Alter von 3 bis 6 Jahren liegt laut einer Studie des Robert Koch Institutes (KiGGS), bei 9 %. Die Anzahl für Kinder mit Adipositas wird auf 2,9 % festgelegt.
Deutlich wurde bei der Studie, dass Kinder aus Familien mit Migrationshintergrund oder aus Familien mit sozial niedrigem Status, ein deutlich höheres Risiko für Übergewicht aufweisen (Schlack et al. 2008).

Die häufigsten Krankheiten für Kinder im Alter von 0 – 17 Jahren sind Magen-Darm-Infektionen, Infektionen der Atmungsorgane und Infektionen durch Erreger die aerogen übertragen werden, sowie Infektionserkrankungen, die durch Impfungen vorgebeugt werden könnten.
Die Lebenszeitprävalenzen für die genannte Altersgruppe für ansteckende Kinderkrankheiten betrugen für Windpocken 70,6%, für Scharlach 23,5%, für Keuchhusten, 8,5% für Röteln und 7,4% für Masern, sowie 4,0% für Mumps (Kamtsiuris et al. 2007).

Auch psychische Erkrankungen kommen bereits bei etwa 15% der Kinder in der Altersgruppe von 3–17 Jahren vor, wovon Mädchen mit etwa 11,5% und Jungen mit 17,8% betroffen sind (Schlack et al. 2008). Verhaltensprobleme lagen dabei mit 30,8% auf dem obersten Rang, danach folgten 22% die Probleme mit Gleichaltrigen aufwiesen und 16,3% bei denen emotionale Probleme auftraten (Schlack et al. 2008).

Auch ADHS (Aufmerksamkeitsdefizit-/Hyperaktivitätsstörung) wurde bei 4,8% der Kinder und Jugendlichen diagnostiziert. Zudem kommen 4,9% die laut Falldefinition als Verdachtsfälle galten.
Mit 7,9 % wurde ADHS bei Jungen deutlich häufiger diagnostiziert als mit 1,8 % bei den Mädchen.

1.4 Ableitung von Interventionsbereichen

Zu den wichtigsten Interventionsbereichen in Kitas gehören Ernährungsverhalten, Bewegungsförderung und Stressbewältigung und Resilienzförderung (Richter-Kornweitz et al. 2010).

Abbildung 1: Kompetenzstärkung, Strukturentwicklung und Partizipation als zentrale Elemente des Settingansatzes (LZG.NRW 2015)

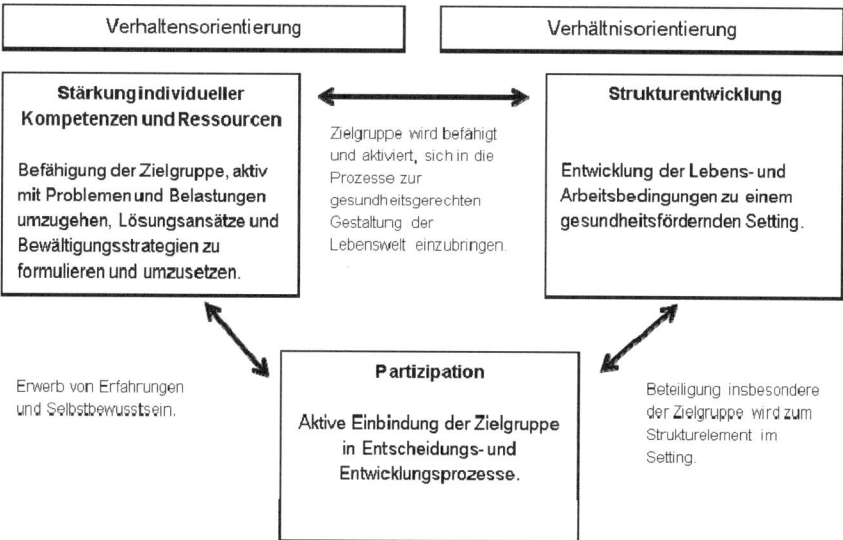

1.4.1 Interventionsbereich Ernährung

Für den Interventionsbereich Ernährung ist die Vermeidung von gesundheitsbelastenden Faktoren eine der angestrebten Maßnahmen. Da Kindergartenkinder einen höheren Nährstoffbedarf als Erwachsene aufweisen und Studien zum Ernährungsverhalten von Kindern in den letzten Jahren ergeben haben, dass Kinder fast jeden Alters zu wenig pflanzliche Lebensmittel zu sich nehmen (Kornweits et al. 2010), sollen in der Kita vorsorgende Umweltveränderungen ergriffen werden.

Als Rückschluss daraus kann in der Kindertagesstätte, in denen die Kinder viel Zeit verbringen, gesundes und positives Essverhalten geschult und Fertigkeiten sowie Wissen über gesundes Essen vermittelt werden (Kornweitz et al. 2010).

1.4.2 Interventionsbereich Bewegung

Durch die heutigen Lebensumstände wird es für Kinder immer schwieriger, sich ausreichend im Alltag zu bewegen, was zur Folge hat, dass Kinder immer häufiger unter Koordinations- und Wahrnehmungsstörungen leiden. Weitere Entwicklungsstörungen oder gar Lern-, sowie emotional-soziale Störungen sind die Folge (Kornweitz et al. 2010). Den Kindern soll ermöglicht werden, sich während ihrer Zeit in der Kita mehr zu bewegen.

1.4.3 Interventionsbereich Resilienzförderung

Die Resilienzförderung untergliedert sich in drei Teilbereiche:
- Individuelle Ebene
- Familien-Eben
- Lebenswelt außerhalb der Familie

Als Interventionsbereich gilt hier die Resilienzförderung auf der Familien-Ebene. Oft werden Kinder zu wenig in das soziale Leben der Familie einbezogen und zu wenig Rücksicht auf die Wünsche der Kinder genommen. Die Resilienz ist die psychische Widerstandskraft eines Kindes gegen psychosomatische Faktoren. Desto besser diese ausgeprägt ist, desto besser kann ein Kind eigene Widerstandsfähigkeiten gegen Stress und Belastungen psychischen Ursprungs entwickeln (Kornweitz et al. 2010).

2 Problemstellung, Zielsetzung, Zielgruppe

2.1 Problemstellung

Einige der Kinder im Kindergarten XY bekommen regelmäßig kein für sie geeignetes Frühstück mit in den Kindergarten. Jeden Morgen gibt es ein gemeinsames Frühstück, bei dem die Kinder ihr mitgebrachtes Frühstück essen. Gemeinsam wird im Kindergarten darüber gesprochen, welches dieser Essen das Gesündeste ist und welche mitgebrachten Lebensmittel weniger geeignet sind.

Das Problem besteht nun hauptsächlich darin, dass die Eltern dieses Bewusstsein für gesunde Ernährung nicht vermittelt bekommen und auch durch die Aufklärung der Kinder keine nennenswerte Verbesserung der mitgebrachten Lebensmittel zu erkennen ist.

Die Nichtbeachtung der Eltern, in Bezug auf die Wünsche und Anregungen ihrer Kinder ist im Umkehrschluss eine immer wiederkehrende psychische Belastung für die Kinder, da bei jedem Frühstück wieder deutlich wird, dass die Eltern ihre Kinder nicht ernst nehmen und sie somit in ihrer Resilienzentwicklung hemmen.

Wie bekommen nun die Erzieherinnen die Eltern dazu, ihren Kindern zuzuhören und deren gelerntes Wissen umzusetzen?

2.2 Zielsetzung

Das Bewusstsein für gesunde Ernährung soll auch an die Eltern der Kinder vermittelt und somit die Ressourcen der Kinder gestärkt werden, indem sie zusätzlich von ihren Eltern in einer gesunden Ernährung unterstützt werden.

Den Eltern soll deutlich gemacht werden, was eine gesunde Ernährung ist. Zudem sollen die Eltern lernen, ihren Kindern zuzuhören und sich auf das Gelernte der Kinder einzulassen und somit gegenseitiges Vertrauen von Kindern und Eltern zu fördern.

Die Kinder sollen mehr in den Tagesablauf der Familien, besonders in Bezug auf die Essensgestaltung und Planung einbezogen werden.

2.3 Zielgruppe

Die eigentliche Zielgruppe sind die Kinder, denen mehr Schutzfaktoren geboten werden sollen. Als Schutzfaktoren dienen die Familienmitglieder, welche soziale Ressourcen für das Kind sind. Familienzusammenhalt und gemeinsame Aktionen mit dem Kind, fördern die Rezilienzentwicklung des Kindes. Dazu gehören Beispielsweise gemeinsame Mahlzeiten, Spieleinheiten oder gar gemeinsames Erledigen von Haushaltsarbeiten.

Die Eltern sollen befähigt werden, durch den Austausch von Informationen mit anderen Eltern neue Möglichkeiten auszuschöpfen.

3 Fragebogenentwicklung

Tabelle 3: Fragebogen

	Wie beurteilen Sie die folgenden Aussagen?	Trifft nicht zu	Trifft eher nicht zu	Teils/ Teil	Trifft eher zu	Trifft zu
		1	2	3	4	5
Kategorie 1: Essenssituation zu Hause						
1	Das Frühstück wird gemeinsam mit den Kindern eingenommen					
2	Das Mittagessen wird gemeinsam mit den Kindern eingenommen					
3	Das Abendessen wird gemeinsam mit den Kindern eingenommen					
4	Gegessen wird gemeinsam an einem Tisch					
5	Es gibt feste Essenszeiten					
Kategorie 2: Essenswünsche der Kinder						
6	Den Kindern steht jederzeit Obst/Gemüse zur Verfügung					
7	Den Kindern stehen jederzeit Süßigkeiten zur Verfügung					
8	Es gibt eine gemeinsame Essenplanung					
9	Die Kinder bekommen immer das Essen, was sie sich wünschen					
10	Die Kinder können zu jeder Zeit auf Lebensmittel zugreifen					
Kategorie 3: Nährstoffzufuhr der Kinder						
11	Sie richten ihre Ernährung nach der Empfehlung der Deutschen Gesellschaft für Ernährung					
12	Bei Ihnen wird Essen selbst frisch zubereitet					
13	Ihre Kinder bekommen ausreichend Vitamine und Mineralstoffe					
14	Die Empfehlungen der Ernährungspyramide sind Ihnen bekannt					
15	Sie richten die Menge Energiezufuhr Ihres Kindes nach seinem Energiebedarf					
Kategorie 4: Zwischenmenschliche Beziehung						
16	Der Fernseher läuft während des Essens					
17	Es wird oft im Schnellrestaurant gegessen					
18	Sie gehen gemeinsam mit Ihrem Kind Lebensmittel einkaufen					
19	Ihre Kinder sind bei der Essenszubereitung dabei					
20	Ihre Kinder helfen im Haushalt mit (z.B.: Tischdecken, Abräumen)					

4 Datenauswertung und Ergebnisdarstellung

Die Erhebung der Daten erfolgt durch einen selbst erstellten Fragebogen, der den Eltern der Kinder, die im Kindergarten „XY" angemeldet sind, zum ausfüllen mit nach Hause gegeben wurde. Die zwanzig Fragen sollen von den Eltern im Beisein der Kinder beantwortet werden.

Deskriptive Statistik dient der Beschreibung und Analyse von Daten, indem Sie Methoden zur Beschreibung zur Verfügung stellt (Kraft, 1992).
Sie gestattet eine, in einem Sachzusammenhang möglichst aussagefähige, Darstellung von großen, streuenden Datenmengen (Rößler, 2011).

Um den Fragebogen auszuwerten, soll das arithmetische Mittel ermittelt werden. Dies erfolgt, durch die Addition aller vorhandenen Messwerte und anschließender Division durch die gesamte Anzahl aller Werte (Rasch et al. 2013).

Die Darstellung in einem Kreis- oder Tortendiagramm wäre hier nicht sinnvoll, da mehrere Merkmale und mehrere Ausprägungen betrachtet werden sollen.
Übersichtlicher ist die Darstellung in einem Balken-, Säulen-, oder Stabdiagramm. Hierbei werden die Merkmalsausprägungen auf der auf der Abszisse (x-Achse) und die jeweiligen Häufigkeiten auf der Ordinate (y-Achse) dargestellt (Duller, 2013).

Abbildung 2: Fragebogen Kategorie 1 (Mittelwertberechnung - Säulendiagramm)

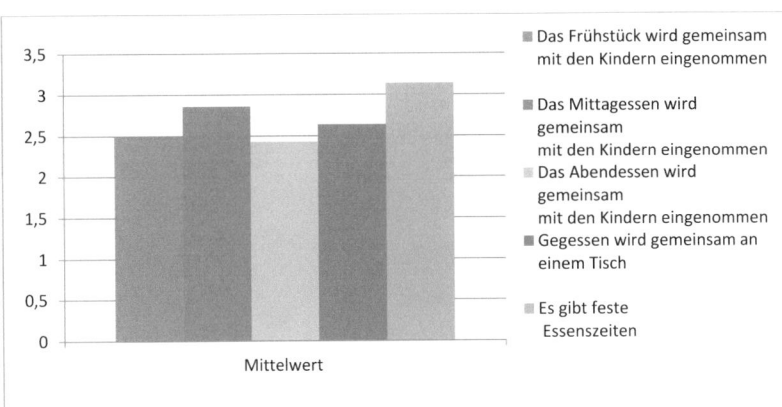

In der Vorhandenen Skala aus **Tabelle 4** gibt es fünf Abstufungen von „5 - Trifft nicht zu" bis „1 - Trifft zu", die Mitte bildet „3 - Teils/Teils". Daher ist hier 3 als Mittelwert zu sehen. Die Ergebnisse sind so zu betrachten, dass alle Merkmalsauprägungen größer 3 negativ und alle Merkmalsausprägungen kleiner 3 als positiv zu bewerten sind. Der Mittelwert 3 selbst ist als in „in Ordnung" anzusehen.

Alle negativ Bewerteten Merkmalsausprägungen dienen als Anhaltspunkte für angestrebte Verbesserungsmöglichkeiten.

Eine weitere Darstellungsform bietet das Säulendiagramm:

Abbildung 3: Fragebogen Kategorie 1 (Mittelwertberechnung - Balkendiagramm)

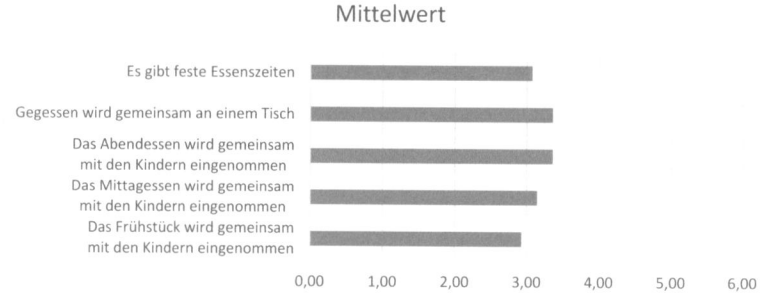

Für beide Abbildungen wurden zur Veranschaulichung fiktive Daten ausgewählt.

5 Literaturverzeichnis

Duller, C. (2013): *Einführung in die Statistik mit EXCEL und SPSS –
Ein anwendungsorientiertes Lehr- und Arbeitsbuch.* (3. Aufl.). Linz: Springer Gabler

Grobe, T. (2015) *Gesundheitsreport 2014 – Veröffentlichung zum Betrieblichen
Gesundheitsmanagement der TK, Band 29.* Göttingen: Techniker Krankenkasse

Grobe, T., Gerr, J., Steinmann, S. (2014): *Gesundheitsreport 2014 - Berlin – Psychische
Gesundheit im Erwerbsleben 30 – 6 – 1.* Wuppertal: BARMER GEK

Kamtsiuris, P., Atzpodien, K,, Ellert, U., Schlack, R., Schlaud, M. (2007): *Prävalenz
von somatischen Erkrankungen bei Kindern und Jugendlichen in Deutschland.
Ergebnisse des Kinder- und Jugendgesundheitssurveys (KiGGS).* Bundesgesundheitsbl-Gesundheitsforsch-Gesundheitsschutz 50: 686-700

Kraft, M., Landes, T., Braun, K. (1992): *Statistische Methoden – Eine Einführung für
das Grundstudium in den Wirtschafts- und Sozialwissenschaften.* Paderborn: Springer-Verlag Berlin Heidelberg GmbH

Rasch, D., Kubinger, K. D. (2006): *Statistik für das Psychologiestudium – Mit Softwareunterstützung zur Planung und Auswertung von Untersuchungen sowie zu sequentiellen Verfahren.* Heidelberg: Spektrum Akademischer Verlag

Richter-Kornweitz, Antje, Altgeld, T. (2010): *Gesunde Kita für alle! Leitfaden zur
Gesundheitsförderung im Setting Kindertagesstätte.* Hannover: Landesvereinigung für Gesundheit und Akademie für Sozialmedizin Niedersachen e.V.

Rößler, I., Ungerer, A. (2011): *Statistik für Wirtschaftswissenschaftler –
Eine anwendungsorientierte Darstellung.* Mannheim: Physica-Verlag

Schlack, R., Kurth, B.-M., Hölling, H. (2008) *Die Gesundheit von Kindern und
Jugendlichen in Deutschland – Daten aus dem bundesweit repräsentativen
Kinder- und Jugendgesundheitssurvey (KiGGS).* Berlin: Robert Koch Institut

6 Abbildungs- und Tabellenverzeichnis

6.1 Abbildungsverzeichnis

Abbildung 1: Kompetenzstärkung, Strukturentwicklung und Partizipation als zentrale Elemente des Settingansatzes (LZG.NRW 2015)...5
Abbildung 2: Fragebogen Kategorie 1 (Mittelwertberechnung - Säulendiagramm) 9
Abbildung 3: Fragebogen Kategorie 1 (Mittelwertberechnung - Balkendiagramm)..................................10

6.2 Tabellenverzeichnis

Tabelle 1: Personengruppe - Kinder..2
Tabelle 2: Personengruppe Erzieher/innen..3
Tabelle 3: Fragebogen 8

BEI GRIN MACHT SICH IHR WISSEN BEZAHLT

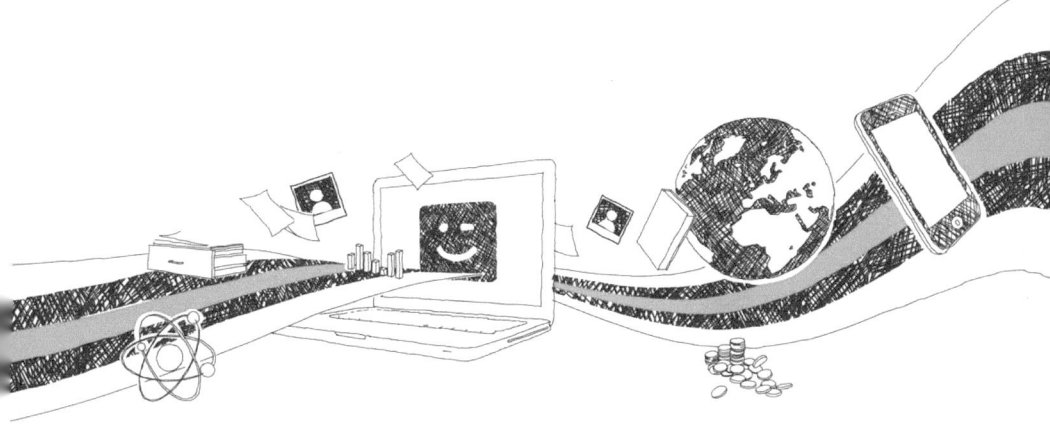

- Wir veröffentlichen Ihre Hausarbeit, Bachelor- und Masterarbeit

- Ihr eigenes eBook und Buch - weltweit in allen wichtigen Shops

- Verdienen Sie an jedem Verkauf

Jetzt bei www.GRIN.com hochladen und kostenlos publizieren

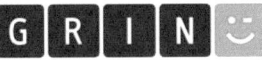